RELATION

sur quelques cas de diphtérie

SIGNALÉS EN 1901 ET 1902

DANS LE CANTON DE Sᵀ-PIERREVILLE

PAR LE Dᴿ E. ROCHE

Médecin Cantonal.

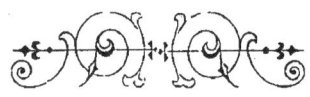

PRIVAS

TYPOGRAPHIE ET LITOGRAPHIE LUCIEN VOLLE

—

1903.

Relation sur quelques cas de diphtérie

DANS LE CANTON DE S^T-PIERREVILLE

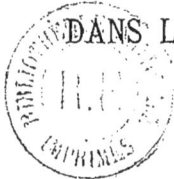

Le canton de St-Pierreville s'étend sur une des régions les plus escarpées de la montagneuse Ardèche, s'élevant graduellement de 200 à 1000 mètres des rives de l'Eyrieux aux abords du plateau que couronne le Mézenc.

Deux torrents : la Glueyre et l'Ozène labourent la contrée de haut en bas et tracent du nord au sud deux vallées profondes s'ouvrant sur l'Eyrieux par des gorges étroites. Ces échancrures indiquent au voyageur l'accès des principales routes vers les principaux villages.

Sur le massif qui sépare les deux rivières, pour ainsi dire au centre mathématique du canton :

St-Pierreville ; en face vers le nord, Marcols ; à droite Gluiras ; à gauche St-Julien-du-Gua ; au sud St-Sauveur-de-Montagut.

Telle est en quelques mots la topographie de cette région qui, par une de ses extrémités touche à la civilisation, puisqu'elle a une gare sur la voie ferrée et par l'autre extrémité, non pas à la barbarie, mais à l'ignorance des moindres notions de l'hygiène.

Ces considérations géographiques nous ont paru indispensables au début de cet ouvrage, car nous

nous proposons moins d'étudier la diphtérie dans ses effets sur les malades, que dans ses allures générales.

Suivre le bacille de Lœfflers à travers nos montagnes, signaler en passant les particularités intéressantes de quelques cas, indiquer les mesures prophylactiques prises jusqu'ici, tel sera notre plan. Tel sera aussi notre but, tant il nous paraît nécessaire de bien établir les conditions hygiéniques où nous vivons pour arriver à les modifier avec quelques chances de succès.

En 1901 deux cas seulement sont à signaler : le premier survient dans une nombreuse famille habitant St-Pierreville et atteint un enfant de deux ans.

Nous pénétrons dans une cuisine s'ouvrant sur la rue par une porte basse, en ayant soin de ne pas accrocher la traverse qui remplace le seuil, et empêche le ruisseau de verser à l'intérieur. La pièce, au sol inégal, encombrée d'ustensiles et de débris qui roulent sous les pieds, est meublée de quelques sièges à la paille graisseuse, sur lesquels cinq ou six enfants déposent le déjeuner du matin pour venir inspecter nos poches.

Une grande armoire dressée jusqu'au plafond, vernie de longue date par la fumée, délimite la chambre à coucher.

Entre deux lits qui abritent tout ce qui s'échappe des paillasses, tout ce que les chaussures ont apportées du dehors, et sur lesquels draps et couvertures ramassés pêle-mêle confondent leur couleur, se dresse le berceau où on devine le malade.

Les yeux mi-clos, la bouche entr'ouverte, les narines fortement dilatées, l'inspiration longue, sifflante, laborieuse, tout indique le tirage, néanmoins, les échanges gazeux paraissent suffisants, l'asphyxie n'est pas imminente.

Ne nous attardons point à interroger les parents qui mettraient un quart d'heure à énumérer tout les révulsifs appliqués sur le cou ; l'état de la peau, l'odeur d'encens et de pétrole qui se dégage en dit assez long.

Le pouls est très rapide, le côté droit du cou légèrement tuméfié par la présence d'un ganglion dont la pression douloureuse provoque une crise de toux. Nous remarquons qu'elle est rauque, loin d'être éteinte.

La mère consent à prendre son rejeton sur les genoux, face à la fenêtre ; un aide tient les mains. Dès que l'enfant pleure, l'attente n'est jamais longue, nous introduisons rapidement jusqu'au fond de la bouche le manche d'une cuiller.

La gorge apparaît légèrement congestionnée, mais vierge de fausses membranes, c'est presque une déception.

Aucun liquide ne s'écoule des narines, aucune mucosité n'a été rejetée par la bouche. Les parents ne peuvent se mettre d'accord ni sur le début de l'indisposition, ni sur son intensité primitive ; ils conviennent cependant que la voix était moins éteinte et la toux plus aïgue.

Le thermomètre maintenu tant bien que mal, marque 38, 5 ; l'auscultation ne revèle rien de particulier ; quant au laryngoscope inutile d'y songer.

Nous approchons du petit malade de façon à percevoir l'odeur qui accompagne chaque expiration ; il nous semble reconnaître l'odeur de sphacèle que nous croyions spéciale à la fausse membrane diphtérique ; une injection est décidée et pratiquée séance tenante avec 20 cent. cubes de sérum.

La journée se passe dans une agitation perpétuelle, s'accompagnant de quintes de toux très fréquentes et de quelques crises de dyspnée angoissante ; mais le soir, la température tombe et au matin on nous apporte un enfant qui respire bien, le ganglion seul persiste.

Nous abandonnons le patient en recommandant à la mère de garder près d'elle ses autres enfants.

Peine perdue ; à quelques jours de là, on nous appelle auprès d'une fillette de 10 ans dont les parents habitent à deux kilomètres environ de St-Pierreville ; elle se trouvait, à l'école, la voisine immédiate d'une des sœurs du malade que nous venons de quitter.

Le mal a débuté il y a quelques heures par des vomissements, de la cœphalée et une douleur assez interne à la gorge. La voix est très légèrement éraillée, la respiration à peine bruyante. Nous voulons palper le cou, on nous laisse risquer un doigt vers l'angle maxillaire, aucun ganglion n'y révèle sa présence. Une cuiller, pour examiner la gorge, et la jeune fille s'enfuit tandis que la mère s'interpose pour la protéger ; rien ne peut vaincre son appréhension contre une arme aussi inoffensive. Il ne nous reste qu'à regagner St-Pierreville, après avoir recommandé les gargarismes à l'eau bouillie très chaude.

Le lendemain pas de nouvelles, mais à la tombée de la nuit, malgré les insinuations des empiriques, la famille éplorée vient réclamer notre concours.

Le tirage s'est accentué dans des proportions effrayantes. A chaque inspiration, il semble, selon l'expression de Trousseau, «que la scie mord sur la pierre»; l'enfant paraît en proie à l'inquiétude, la voix et la toux sont complètement éteintes.

Sans perdre de temps, nous reprenons la cuiller et, selon notre habitude, le manche en est poussé jusqu'au niveau des amygdales; comme dans le cas précédent l'arrière gorge apparaît dépourvue de fausses membranes, sans le moindre point blanc. Un deuxième examen pratiqué dans les mêmes conditions, provoque une crise de toux suivie de tels spasmes, qu'un fragment de fausses membranes se détache et peut être recueilli sur un linge. La présence de ce corps étranger expulsé des voies respiratoires, sa couleur, sa consistance, son odeur, sont une révélation. Dans l'impossibilité de pratiquer le tubage, l'injection massive est le seul remède qui nous réserve quelques chances de salut

Les préparatifs sont rapidement faits; l'aiguille a déjà pénétré dans la paroi abdominale lorsque la mère se précipite : «Vous voyez bien, monsieur, que le mal n'est pas au ventre»; qu'importe, nous accélérons la marche du piston, et malgré tout, la boule d'œdème s'enfle de 30 cent. cubes.

La nuit n'est qu'un long délire, tantôt somnolente, tantôt angoissée, la fillette n'a quitté les bras de sa mère que pour y revenir quelques instants après.

La tête renversée, les yeux grands ouverts, les lèvres pincées sur le milieu faisant à chaque commissure une narine supplémentaire ou l'air semble pénétrer avec plus de vitesse, elle se dresse raidie pour retomber inondée de sueur.

Au dire des assistants chaque crise devait être la dernière, « lorsque deux peaux sanguinolentes creusées en forme de tuile ont été expulsées ; le mal avait tourné ». Nous trouvons en effet, avec les fausses membranes qui conservent encore l'empreinte du larynx, une diphtérique pâle, défaite, abattue par la lutte, mais le tirage a disparu et la température n'indique pas de nouvelle intervention. La guérison surviendra sans complications.

· Ces deux observations, qui forment le bilan de la diphtérie en 1901 dans le canton de St-Pierreville, ne sauraient avoir une grande portée clinique. Elles n'en sont pas moins d'un enseignement précieux pour nous, médecins de campagne, qui devont lutter avec des armes imparfaites contre une affection redoutable, et contre le mauvais esprit de nos contemporains.

Rapprochant ces observations de quelques cas semblables rencontrés à une époque où la diphtérie sévissait dans la région ; nous avons acquis la conviction que la diphtérie laryngée primitive, c'est-à-dire le croup, était plus fréquent que semblent l'indiquer certains auteurs. De ce fait le pronostic de cette maladie épidémique apparaît d'autant plus sombre en même temps que s'accroissent nos tribulations. Eloignés de tout laboratoire bactériologique nous sommes privés de l'assurance que donne l'examen microscopique et le diagnostic devient fort difficile; inexpérimentés dans la pratique du tubage;appelés le plus souvent trop tard auprès du malade, l'intervention devient fort incertaine. Sans doute, le tableau clinique de l'angine diphtérique a été décrit dans les moindres détails par des maîtres tels que Trousseau, Bard, Chantemesse, Variot, et la page consacrée au croup par Dieulafoy est frappante de réalisme. Il n'est pas de jour non plus, ou les journaux médicaux ne nous apportent quelque subtile destinction entre l'angine pultacée, l'angine syphilitique, l'angine à strépto-coque pseudo-membraneuse, l'angine à staphy-locoque et à pneumocoque, l'angine à colibacille, l'angine du muguet, l'angine de Friedlander et l'angine à Lœfflers.

Mais ces distinctions si nombreuses et si variées sont la meilleure preuve qu'aucune n'est assez saillante ou assez étayée pour permettre de se prononcer à coup sûr.

Au surplus, toutes ces descriptions empruntent leur exactitude et leur précision à une observation approfondie des divers aspects et des divers caractères de la fausse membrane ; or, s'il est déjà malaisé de se prononcer sur la nature du microbe qui s'abrite derrière une pellicule bien apparente, quelle sera la difficulté lorsque la fausse membrane devient invisible, et quel sera notre embarras si elle fait complètement défaut !

Il semble bien que nous touchons là à un brusque détour, à un de ces passages laborieux si fréquents sur la route du médecin de campa-gne. Manquant de tout et surtout d'un élément de diagnostic certain comme l'examen microscopique, il a bien fallu avec nos seules ressources se créer quelques points de repaire et se tracer une ligne de conduite. Cette ligne de conduite nous l'avons trouvée admirablement résumée dans un conseil que nous donnait notre excellent confrère le docteur Blache au début de notre carrière : « Méfiez-vous, nous disait-il, de la diphtérie sans fausses membranes ». L'idée pourrait paraître banale si l'on oubliait que le sérum venait seulement de faire son apparition et qu'il était tenu pour suspect par nombre de familles et quelques médecins.

On le chargeait de tous les accidents qui surviennent à la suite de la maladie : éruptions, paralysies, convalescences traînantes ; tout contribuait à le dénigrer dans l'esprit du praticien qui repoussait l'injection en présence des cas trop douteux. Or quelques-uns de ces cas pouvaient être des angines diphtériques frustes. Frappé par la gravité de ces angines et persuadé l'un des premiers que le sérum de Behring-Roux loin d'être malfaisant pouvait avoir un effet salutaire, Blache n'hésita pas à employer et à préconiser les injections hâtives.

L'expérience nous a fait apprécier toute la portée de ce sage conseil et si nous avions douté du mérite qu'il y avait à le formuler dès cette époque, les événements n'auraient pas manqué de nous convaincre. La circulaire du Ministre de l'Intérieur en 1901, recommandant aux Médecins des épidémies les injections précoces et massives est en effet trop récente pour ne pas la rapprocher des conseils de notre confrère et nous

sommes persuadés que l'autorité de cette circulaire s'appuie sur les avis de nombreux médecins
de l'entourage du ministre qui en 1901 pensaient
comme le docteur Blache en 1895.

Ainsi la méfiance est mère de la sureté, et le
praticien est d'autant plus enclin à l'injection en
quelque sorte irraisonnée, que le sérum est plus
merveilleux dans ses effets. Pour nous, dépassant
la pensée du maître, loin de réserver cette pratique aux seules diphtéries frustes, nous l'avons
étendue à tout ce qui est angine, où le diagnostic
présente quelque incertitude ; nous lui devons
la terminaison heureuse des observations rap-
portées plus haut. Est-ce à dire qu'il devienne
inutile d'éclairer notre conscience l'injection
faite ? nous n'encourrons pas un tel blâme.

Parmi les éléments de diagnostic établis par la
clinique, il est quelques symptômes qui nous ont
paru avoir plus de relief et présenter plus de
prise à l'observation. Les altérations des fonc-
tions laryngées divisées en trois périodes : vocales,
respiratoires, asphyxiques, conservent le premier
rang entre les signes révélateurs ; mais si l'on
songe que nous arrivons presque toujours, au
moins chez le malheureux qui inaugure la série,
à une période avancée de la maladie, et que les
parents ne peuvent nous instruire sur l'intensité
ou la gradation des symptômes, la valeur de ces
troubles s'efface devant l'importance des signes
qui tombent directement sous nos sens.

En dehors de l'aspect général du malade, de
l'état de la gorge et du poumon, de l'hypertrophie
ganglionaire du timbre de la respiration, la
manœuvre de Variot et la persistance d'une

odeur spéciale à la fausse membrane, méritent particulièrement notre attention.

Variot déprime la langue à l'aide d'une spatule recourbée, et l'épiglotte apparaît quelquefois enchassée par les fausses membranes.

Cette manœuvre a l'avantage de couper court à toute résistance, soit que le malade n'ait pas le temps de saisir la cuiller entre ses dents, soit que la mère n'ait plus la main assez prompte pour arrêter notre bras. De plus, un mouvement instinctif du patient porte la tête en arrière et la lumière pénètre mieux, tandis que l'envie de rendre fait écarter les amygdales, projète la luette en avant et découvre une grande partie du pharynx.

La dépression forte et rapide de la langue est à vrai dire un peu brutale et nous devons signaler à son encontre les contractions spasmodiques du larynx très pénibles pour le malade, mais ces contractions peuvent être compensées par l'expulsion d'un fragment dont la provenance n'est pas douloubu.

Ce qui peut arriver de pire, nous en avons fait la douloureuse expérience, c'est de recevoir sur les lèvres quelqu'un de ces débris porteurs du microbe qui colonisera dans notre gorge et nous fera payer un large tribut à la maladie.

Quant à l'odeur qui accompagne chaque expiration chez le malade atteint de diphtérie, il serait prétentieux de lui accorder une faveur spéciale.

C'est un signe trop subtil et les auteurs ont négligé d'en faire mention. Mais nous ne serions pas surpris de voir dégager en termes précis l'odeur de sphacèle dûe à la fausse membrane, qu'on ne saurait confondre avec les émanations fétides de quelques angines.

Vous conviendrez dès à présent que le faux-croup ne peut sentir comme le vrai, et la difficulté du diagnostic est presque toute entière cantonnée entre ces deux affections.

Quoiqu'il en soit, l'odorat est un sens susceptible de fournir des sensations d'autant plus précises qu'il est plus exercé.

Pourquoi ne lui demanderait-on pas quelques indications ? Nous livrons cette question à la sagacité de nos confrères.

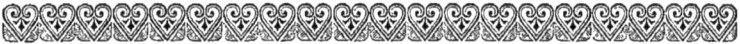

En 1902 une dizaine de personnes ont été atteintes par la diphtérie. Le premier cas nous est signalé par une réquisition de M. le Préfet qui nous enjoint de nous transporter à St-Julien-du-Gua, c'est-à-dire à l'extrémité Ouest du canton, où un enfant de treize ans aurait succombé à une angine.

Le récit des assistants rappelle d'assez près le tableau de l'angine diphtérique mais, parmi les malades qui souffrent de la gorge et qui nous sont présentés, aucun n'est porteur de fausses membranes.

Il nous paraît inutile de partir en guerre contre un ennemi encore invisible. La population est du reste en éveil, le maire et le personnel enseignant relisent attentivement la circulaire qui leur permet de nous prévenir à la moindre alerte.

Le microbe nous laisse un grand mois de repos, mais en avril, poussé par le vent du midi, il se met en marche vers l'Est.

La première étape serait marquée, nous l'avons su plus tard, par la mort d'un tout jeune enfant au village des Peyzes, dans la commune d'Issamoulenc.

Ici encore, le récit des parents est le seul témoignage qu'on puisse invoquer contre le bacille de Lœffler.

A la deuxième étape, nous nous rencontrons au chevet d'un petit garçon qui râlait à notre arrivée avec une bouche tapissée de fausses membranes.

La maison se trouvait isolée sur le flanc de la montagne, loin de toute voie de communication ; nous nous contentons d'inoculer les survivants et de les mettre en quarantaine.

Encore un long mois de silence, et la rumeur publique nous apprend que le croup vient de faire une victime au hameau de Tauzuc, dans la commune de St-Pierreville. Toujours porté par le vent d'Ouest, le bacille aurait franchi le massif qui sépare la vallée de l'Ozène, de la vallée de la Glueyre. Il est à nos portes, il rentre ; un garçon de cinq ans légèrement atteint guérit rapidement avec une seule injection de sérum. Mais une jeune fille de dix ans atteinte une première fois par la diphtérie en 1895 est profondément touchée par l'infection, à tel point que les fausses membranes résistent jusqu'à la troisième inoculation. En même temps et à peu de distance du chef-lieu, deux sœurs, dont la plus jeune n'a pas moins de 4 ans, sont guéries en quelques heures avec 20 cent. cubes de sérum

Sur ces entrefaites le hasard nous impose un séjour assez long à l'Institut anti-rabique de Lyon ; M. Grumbach, interne des hôpitaux de St-Etienne, assiste à l'évolution de l'épidémie. Les habitants se souviendront longtemps de l'ardeur et du dévouement dont fit preuve notre jeune confrère.

Au milieu de juin une fillette est emportée rapidement avant que le sérum ait pu lui conférer l'immunité, soit que l'injection fut quelque peu tardive, soit que l'influence noscive des toxines sécrétées par le microbe ait eu le pas sur les accidents mécaniques.

La terminaison fâcheuse de ce premier cas eût une influence salutaire sur l'esprit du médecin et sur la population.

A celle-ci, justement affolée, elle montra le danger de s'en tenir aux remèdes des commères, à celui-là, elle inspira cette méfiance qui nous valut quelques succès.

Du 20 juin au 10 juillet M. Grumbach fut appelé auprès de nombreux enfants souffrants de la gorge, le plus grand nombre fut inoculé. Quoiqu'il en soit personne ne mourût du fait de la diphtérie, mais nous retrouvâmes notre malheureux confrère exténué physiquement et moralement par les courses à travers un pays très accidenté et par une lutte de tous les instants contre l'état d'esprit d'une population dont il ignorait les coutumes.

Le résultat de cette dépression ne se fit pas attendre; à la suite d'une nuit sans sommeil, avec de la fièvre, des nausées de la-cœphalée, et une douleur persistante à la gorge, nous découvrimes dans celle-ci des fausses membranes naissantes, caractéristiques de l'infection diphtérique.

C'était pour nous l'occasion d'expérimenter le sérum produit par l'Institut de Lyon. Vingt centimètres cubes injectés le matin suffirent à provoquer la chute de la température et des fausses membranes dès le lendemain; mais ce fut au prix d'une agitation et de malaises remarqués pour la première fois chez les adultes. Ce sérum serait-il plus actif et partant moins bien toléré par l'organisme qui reçoit une immunisation plus rapide ?

On ne saurait demander à l'observation clinique la confirmation d'une telle hypothèse ; elle se heurte en effet, d'une part, à la réaction particulière de chaque individu, d'autre part à l'impossibilité de mesurer la dose nécessaire et suffisante pour amener la guérison.

Tout au plus pouvions nous établir une comparaison entre l'abaissement de température produit par le sérum de l'Institut Pasteur ou le sérum de l'Institut de Lyon administrés en quantités égales.

Nous avons profité des deux derniers diphtériques signalés dans le canton pour tenter cette expérience.

A 24 heures d'intervalle, la femme du premier magistrat de la commune et une jeune fille de 12 ans environ se présentent : celle-là avec une inflammation de l'arrière bouche, des amygdales gonflées, aux cryptes garnis par des fausses membranes et un ganglion encore peu volumineux, mais très sensible à la pression.

La température atteint 39°8 ; celle-ci a été brû-
lante toute la nuit, elle tousse, se plaint du gosier
où le père a constaté la présence de peaux blan-
ches, et de fait, les piliers du voile, la base de la
luette sont recouvertes de fausses membranes ;
comme température 39°6.

La première reçoit 20 cent. cubes de sérum de
l'Institut Pasteur. Dans la soirée nous constatons
une légère chute de la fièvre, mais les amygdales
se recouvrent de plus en plus, l'état général est
mauvais. Vingt cent. cubes sont encore injectés
et vers la fin du second jour la température et les
fausses membranes commencent à battre lente-
ment en retraite.

La deuxième reçoit vingt cent. cubes de sérum
provenant de Lyon; elle est en proie à des sueurs
abondantes, à de l'agitation, mais le soir du même
jour, les fausses membranes disparaissent tandis
que la température se rapproche de la normale.

La guérison est survenue rapidement chez la
jeune fille, elle a trainé en longueur chez la jeune
femme, dont la convalescence est encore marquée
par une éruption d'urticaire aussi tenace que
désagréable.

Sommes-nous autorisé à penser que le sérum
employé chez l'une était plus actif que le sérum
employé chez l'autre ? On ne saurait l'affirmer.

Le premier sujet pouvait être depuis plus
longtemps ou plus profondément infecté et il est à
supposer que si l'analyse bactériologique eut été
faite, elle eût révélé à côté du bacille de Lœfflers
la présence d'un autre bacille staphylocoque, ou

stréptocoque qui serait responsable d'une température aussi élevée et de fausses membranes
aussi adhérentes.

Une plus longue observation pourra par la suite
fixer notre opinion; en attendant il nous suffit de
savoir que le sérum guérit quelle que soit sa
provenance.

Pendant cette année 1902 la population du canton de St-Pierreville a payé à la diphtérie un
tribut beaucoup plus lourd que l'année précédente;
la raison en est fort simple. Les deux malades
soignés en 1901 se sont présentés avec des angines
laryngées, graves sans doute, mais ils étaient nos
voisins et de plus, le premier se trouve inscrit
sur la liste d'assistance médicale gratuite, condi-
tion essentiellement favorable à la promptitude
des secours; or le succès dépend de l'intervention
hâtive du médecin.

Tout autre était la situation en 1902.

Sur trois enfants morts, le premier rendait le
dernier soupir à notre arrivée, le second succom-
bait sans secours, puisque c'est sur le bord de
la route qu'on a bien voulu m'ouvrir le cercueil
et me laisser constater l'état de la gorge.

Quant au troisième il n'a pu être injecté qu'à la
période d'asphyxie Il faudrait ajouter à cette liste,
les deux victimes de St-Julien-du-Gua, mais on
ne peut raisonnablement accuser la diphtérie sur
le récit d'un facteur.

Ainsi, partout où la maladie a semé la mort le
médecin n'a pas été prévenu ou l'a été beaucoup
trop tard.

Contrairement à leur habitude, les parents ne

saurait être rendus responsables de cette négligence ; il faut s'en prendre aux allures vagabondes du microbe

Un cas de croup est-il signalé dans un hameau, l'inquiétude des mères de famille se réveille et leur vigilance s'accroit au point que le praticien arrive toujours à temps. Tel n'est pas le cas qui nous préoccupe ; en avril, le mal fait son apparition à St-Julien-du-Gua ; en mai, il se montre à Issamoulenc et en juin, à St-Pierreville. Dans ces diverses étapes une seule victime marque le passage du fléau, comme s'il voulait éviter de se fixer quelque part.

Cette tactique a pour résultat de ne pas éveiller la méfiance des habitants qui sont loin de penser à un hote aussi dangereux. Quand on le découvre, il s'est fortifié dans la place et les secours arrivent trop tard.

Les migrations pour ainsi dire mensuelles du bacille n'ont pas eu pour seul résultat de rendre notre intervention tardive et inefficace, elles ont augmenté les difficultés de la désinfection au point qu'il nous fut impossible d'arrêter la marche de l'épidémie avant son installation au chef-lieu.

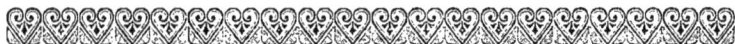

En règle générale, dès qu'une maladie épidémique est découverte par un médecin, celui-ci s'efforce de réaliser autour de son malade toutes les mesures prescrites par l'hygiène.

Quelques-unes de ces mesures relèvent de l'autorité propre du praticien, et sont subordonnées aux ressources dont il dispose ; les autres

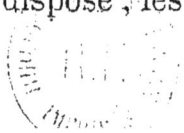

relèvent du service des épidémies et ne souffrent pas d'exception. Les unes et les autres sont pour nous une source de tracas.

S'il vous souvient d'une description esquissée au début de ce travail sur l'état des maisons où l'on peut rencontrer des malades, vous conviendrez que l'hygiène est mal venue dans nos montagnes et que son acclimatation ne va pas sans quelques difficultés.

Trouvez-moi le moyen d'isoler le malade dans une chambre spéciale et bien séparée, où seront admises seulement les personnes indispensables, alors que toute la famille et quelquefois les animaux domestiques partagent la même pièce ?

Comment s'y prendre pour aérer un appartement muni d'une seule croisée, dont le chassis a été scellé dans le mur ? Comment se débarrasser des poussières, dans une maison au plafond mal joint, au sol inégal, dont la terre ou le ciment s'effrite sous le balai ?

Pensez-vous que nous trouvions toujours assez de linge pour remplacer les draps souillés et maintenir le lit suffisamment propre ? Un tel dénuement vous surprend, mais, cet automne, nous avons dû envelopper dans des sacs mouillés, une jeune fille atteinte de la fièvre typhoïde.

A la rigueur, nous disposerons des vases contenant de l'eau bleue pour recueillir les selles, l'urine, les vomissements ; les crachats pourront être reçus dans des récipients contenant une solution de sulfate de zinc ou d'acide phénique ; encore faudrait-il persuader à quelques-uns de nos clients que toute cette vaisselle n'est pas un luxe inutile. Nous ferons réserver à l'usage du malade des verres, tasses, assiettes et tous les objets qui lui sont nécessaires de façon à les soumettre plus tard à la désinfection, soit par l'ébullition dans une lessive de potasse, soit par leur passage dans l'étuve.

Si la famille est assez nombreuse, nous pourrons déléguer l'un ou l'autre de ses membres comme garde-malade en lui recommandant de changer de vêtement au seuil de la chambre, de se laver soigneusement les mains avant chaque repas et d'éviter tout contact inutile avec les voisins.

Dans quelques maisons nous obtiendrons que les poussières ramassées sur le sol soient jetées au feu, que les lieux d'aisances, l'évier, le parquet, les murs soient lavés avec des solutions fortes ; que les linges de corps soient trempés immédiatement et restent pendant plusieurs heures dans des liquides antiseptiques.

Ainsi nous réalisons en grande partie les instructions contenues dans la circulaire du Ministre de l'Intérieur ; mais, si nos prescriptions, mal reçues et mal exécutées, sont encore suffisantes pour circonscrire une maladie peu contagieuse comme la fièvre typhoïde, elles deviennent illusoires contre une affection comme la diphtérie.

Autrement efficaces sont les mesures prises par le service des épidémies.

Depuis 1895 plusieurs cantons du département de l'Ardèche, et en particulier celui de Privas, ont eu à subir des épidémies de diphtérie aussi meurtrières que rapprochées, à tel point qu'on se demandait si le fléau n'allait pas rester à l'état endémique dans le pays. Fort heureusement, le département avait à sa tête, un homme dont la ténacité et le désir d'être utile à ses contemporains pouvaient rivaliser avec la résistance et la malignité du microbe. Ce dernier succomba, et M. Cruchon vit venir à lui, la reconnaissance spontanée de toute la population ; mais qui dira les études, les veilles, les recherches, les conseils, les exhortations, les remontrances, les démarches, les ordres, et quelle méthode, quelle énergie n'a-t-il point fallu pour soutenir une lutte aussi longue semée de surprises et de difficultés.

Nous déplorons la perte d'un tel homme, mais il était réservé à son successeur de parfaire l'œuvre en simplifiant ses rouages.

A l'heure actuelle, aucun cas de diphtérie ne saurait passer inaperçu ou échapper à la désinfection, grâce au réseau de surveillance que la Préfecture a tendu dans chaque commune, pour être rapidement informée.

Comme preuve de la sureté de ce réseau, il nous suffit de rappeler qu'au début de 1902, l'existence d'une angine croupale, à quelques kilomètres de Saint-Pierreville, nous est révélée par un télégramme de Monsieur le Préfet. Dans une autre commune, c'est le maire qui nous requiert pour constater l'état de la gorge d'un enfant qu'on porte au cimetière.

Il n'est pas jusqu'au garde-champêtre ou aux gendarmes qui ne soient chargés de signaler les angines dont ils ont connaissance.

Ainsi le dévouement d'un maire ou du maître d'école supplée à l'insouciance de quelques familles, et nous pourrions vous citer telle petite fille ou tel petit garçon qui doivent leur salut à la vigilance de l'un ou de l'autre.

En ce qui concerne la désinfection, avons-nous besoin de dire avec quelle conscience et quelle méthode elle est pratiquée ? L'épidémie de 1901 fut pour ainsi dire jugulée dès le second cas ; en 1902 nous ne trouvons plus trace d'angines à Lœffler, après le passage de l'étuve et du vaporisateur. Un tel résultat suffit à faire apprécier la valeur des moyens employés et du personnel chargé de l'opération.

Soumettre tous les effets du malade : linges, vêtements, literie, à l'action de la vapeur d'eau sous pression ; porter dans tous les recoins ou peut se cacher le microbe un antiseptique aussi puissant que le sublimé et cela dès que le médecin en fait la demande, n'est-ce pas tout ce que nous pouvions ambitionner en vue d'une désinfection rapide et efficace ?

Les mérites d'une telle organisation ressortent mieux encore en présence des difficultés créées par les intéressés.

Vous croiriez être le bienvenu auprès d'un chef de famille qui a eu l'un des siens atteint par la diphtérie et à qui vous proposez de désinfecter la maison qu'il habite ? Peut-il avoir d'autre pensée que celle d'éviter de nouveaux malheurs, sinon chez lui, du moins chez son voisin ? Ne venez-vous pas en bienfaiteur ?

Détrompez-vous ; son premier mouvement est un geste de menace, sa première parole une imprécation à l'adresse du praticien qui l'a dénoncé, et sa première idée, je vous la donne en mille, c'est que le Gouvernement vient pour l'embêter !

Voilà un sentiment bien naturel, mais il ne sert qu'à en dissimuler un autre tout aussi humain, qui justifie le mauvais accueil de notre compatriote.

Vous pénétrez en maître dans une maison, il n'est pas un coin qui échappe à vos investigations, pas un chiffon qui ne soit exempt de l'étuve, on ne saurait transiger avec les règles de l'antisepsie, n'allez-vous pas être témoin du désordre qui règne au logis et risquer d'étaler aux yeux des assistants la pauvreté de la garde-robe ou la misère du lit ? Quelle maîtresse de maison verrait cet étalage d'un œil indifférent ?

Nous devons reconnaître que ce mouvement de pudeur a toujours cédé rapidement au bon exemple donné par les familles plus éclairées et au tact de celui qui est chargé de la désinfection.

Ainsi, tout marcherait à souhait s'il suffisait pour enrayer une épidémie, d'aseptiser l'entourage du malade ; mais la diphtérie en particulier réclame un isolement prolongé des personnes atteintes, clause fort difficile à remplir.

Quelle surveillance pouvons-nous exercer sur les adultes, et le fait d'éloigner momentanément un enfant de l'école peut-il l'isoler ? Non, sans doute, car l'autorité administrative est souvent mise en échec sur ce point par ce qu'elle n'a pas dans tous les établissements la même action et les mêmes moyens de contrôle.

Les conséquences d'une telle lacune me paraissent graves pour la santé publique ; il appartient au législateur de la combler. Mais un arrêté ne saurait y suffire, même s'il donnait au service des épidémies le pouvoir et les moyens nécessaires.

Pour être efficace, le remède doit atteindre le

mal à son origine et nous nous permettons d'a-
vancer que l'application de la loi tant attendue sur
l'hygiène, dont les effets se feront sentir jusqu'au
foyer des particuliers, n'aura pas encore une
portée assez grande.

N'est-il pas surprenant qu'en présence d'une
angine aux allures graves comme la diphtérie,
le médecin soit prévenu le dernier, et le traite-
ment retardé par l'intervention des empiriques ?
Pouvez-vous admettre qu'au vingtième siècle les
admirables découvertes dont on nous a fait gar-
diens pour en appliquer les conséquences prati-
ques soient mises en échec par des remèdes de
commère ? Eussiez-vous jamais supposé qu'on
ait quelques raisons de dissimuler un cas de
diphtérie comme s'il était déshonorant d'en être
victime ? Insouciance ou économie, ignorance ou
pauvreté, peut-être ; mais surtout crainte de
l'étuve et horreur du fonctionnaire qui accom-
plit son devoir.

Enfin, nous devons avouer qu'en certains endroits
le bacille de Lœfflers, aurait des préférences pour
les enfants selon qu'ils fréquentent l'école laïque
ou l'école congréganiste, et le voilà mêlé à l'éter-
nelle querelle, au grand détriment des malades !

Mais quelle que. soit la raison qui retarde
l'arrivée du médecin auprès des malheureux
atteints par le mal, et quel que soit le sentiment
qui pousse les habitants de ce pays à se montrer
rebelles envers toute mesure de prophylaxie, la
raison nous paraît misérable et le sentiment peu
charitable. C'est là l'indice d'un facheux état
d'esprit contre lequel viendront se heurter toutes
les tentatives généreuses.

Que le législateur instruise mieux les nouvelles générations, qu'il remplace leurs préjugés par de solides connaissances, qu'il développe l'idée de solidarité et l'amour de la propreté, qu'il éveille la conscience de chacun de façon à lui donner une conception exacte de ses droits et de ses devoirs, et les lois qui agissent par contrainte deviendront inutiles !

Quand l'hygiène des esprits sera assurée, nous verrons celle-ci s'installer partout commodément.

La rue deviendra propre parce que la bonne volonté de chacun aura remplacé l'autorité émoussée du garde-champêtre. Les maisons deviendront saines, parce que le locataire fuira les logements insalubres.

Si, malgré tout, la maladie fait son apparition, les personnes atteintes, sans distinction, seront transportées dans une maison spéciale réservée à cet effet ; car les édiles de chaque commune auront fait aménager à quelque distance du chef-lieu, une maison modèle, maison de santé, réunissant toutes les conditions requises dans les pavillons d'isolement de nos hôpitaux. L'infirmier communal s'y tiendra en permanence et les médecins seuls y auront libre accès.

St-Pierreville, 31 décembre 1902.

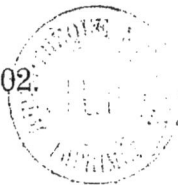